Ma première pandémie

Une jeune virologue hospitalière francilienne

Éthique et pratique médicale
fondée par Richard Moreau
Collection dirigée par Roger Teyssou

La collection « Éthique et pratique médicale » est une tribune qui permet à tous les acteurs du monde de la santé, professionnels, enseignants, administrateurs, économistes et patients d'exposer leurs opinions, de décrire leur expérience et de proposer des solutions aux problèmes posés par une profession en pleine mutation, et ce en toute indépendance et en conformité avec la déontologie et les bonnes pratiques médicales.

Dernières parutions

Thibaut COUSSENS-BARRE, *La patrimonialisation des collections d'échantillons biologiques*, 2022.
Christian PIROLLI, *Passeur… Par maux et par mots de patients, la parole d'un médecin*, 2022.
Faouzia PERRIN, *L'État et la santé. Quelle finalité à la politique de santé ?*, 2022.
Michel PINGET et Arnaud BUBECK (dir.), *Regards croisés sur le diabète. La maladie chronique : une rupture dans le temps de la vie,* 2022.
Pierre-Luc L'HERMITE, *La preuve médicale au XXIe siècle*, 2022.
Bernard MARROT, *Politique d'organisation du système de santé en France,* 2022.
Patrice COUZIGOU, *Écologie interne et relation soignante, Médecine de la personne et de ses comportements*, 2022.
Julie LENOBLE-MARTIN, *Le droit d'accès aux soins des personnes sourdes en France*, 2021.
Alain GOLDCHER, *Bien vivre avec un « oignon ». Questions/réponses illustrées sur l'hallux valgus, le trouble statique le plus fréquent*, 2021.
Jeannot BAANITSE, *Soins palliatifs en RD Congo et en Afrique. Appel à la promotion et l'intégration,* 2021.
François MATH, *La recherche médicale française. Hier on la trouvait, aujourd'hui on la cherche,* 2021.
Jacques MORNAT, *Choix et médecine*, 2021.

Marie Allard

Ma première pandémie

Une jeune virologue hospitalière francilienne

Écrit entre octobre 2020 et juin 2021

L'Harmattan

5-7, rue de l'École-Polytechnique, 75005 Paris

www.editions-harmattan.fr

ISBN : 978-2-14-029709-0
EAN : 9782140297090

A mes chefs, qui sont en première ligne et qui ont pris beaucoup plus cher que moi.
A mes collègues.
Aux techniciens de laboratoire et agents de réception.

Comme vous le savez, nous avons vécu une pandémie virale en 2020. Je suis soignante et je travaille en plein dedans. Non pas, comme on le voit habituellement dans les reportages, au contact des patients, mais dans un laboratoire d'analyses médicales sur les virus. Oui, je travaille en plein dedans, mais dans l'ombre.
Nous sommes ceux qui réalisons les diagnostics, que ce soit la recherche directe du virus par des techniques de PCR ou bien la recherche des anticorps, la sérologie. Sans nous, sans notre travail, les médecins et infirmiers n'auront pas les résultats des prélèvements qu'ils réalisent. J'ai vu passer des témoignages et des livres écrits par des soignants en contact avec les patients et j'en suis contente, mais nous, personnels de laboratoires d'analyses médicales, avons aussi des choses à dire et à raconter.
J'ai voulu écrire ceci pour raconter notre quotidien. Je le fais car je trouve qu'on en parle peu dans les médias et que certaines réalités que nous vivons semblent ignorées du grand public mais aussi de certains soignants.
Puissent ces quelques pages nous faire sortir de l'ombre et attirer de la reconnaissance pour notre corps de métier.

Sommaire

Comment j'en suis arrivée à faire de la virologie

Il y a bien longtemps, très longtemps – un peu plus d'un an –, je pratiquais la virologie depuis quelques années en milieu hospitalier. A la fois en recherche et en analyses médicales (ce que l'on appelle « la routine », par opposition à la recherche et à l'enseignement). J'ai choisi de rester dans le secteur public car cela me permettait de me spécialiser plus, donc de voir plus de cas intéressants, et de travailler en équipe, afin de pouvoir discuter les cas compliqués avec les collègues.
J'ai choisi de faire de la biologie médicale car au cours de mes études de médecine, je me suis aperçue que je n'aimais pas le contact avec les patients. Au cours des premiers stages, on doit aller voir des patients pour les examiner. Au début on est timide, on y va à plusieurs. Et chez moi, un fort malaise a persisté avec le temps même si j'étais moins timide. Je pensais que ce malaise existait également chez mes camarades de promotion car on était encore jeune et pas à l'aise avec les patients. Au début c'est plutôt intimidant d'aller interroger et examiner un patient ! Je ne me posais pas de question. Au cours d'un stage en radiologie, certains de mes co-externes avaient parlé avec une radiologue qui leur avait dit s'être rendu compte qu'elle n'aimait pas le contact avec les patients donc qu'elle avait choisi une spécialité non clinique (c'est-à-dire sans contact avec les patients). Quand ils m'ont raconté cela, j'ai pensé : « et si c'était pareil pour moi ? ». Et avec le temps je me suis rendu compte que, contrairement à moi, mes co-externes aimaient beaucoup aller voir les patients. En tant qu'externes on va voir des patients, et on fait de la paperasse pour eux. Aucun de nous n'aime la paperasse mais moi je préférais encore cela à aller voir mes malades. La radiologie, il y a encore trop de contact avec les patients

pour moi, et en plus il y a des gestes techniques et je n'aimais pas cela. Et puis j'ai entendu parler de la spécialité biologie médicale, et ça a été ma révélation : je me suis battue pour avoir cette spécialité ! J'ai même fait un stage dans un laboratoire pendant mes vacances, pour voir si cela me plaisait ! J'aimais bien mes cours de bactériologie – virologie – mycologie – parasitologie. Je trouvais ça plutôt *fun*, tous ces microbes ! Plus *fun* que les petites histoires de mes patients en fait… Quand mon entourage a su, à la fin de ma D4 (6e année de médecine, dernière année avant d'être interne et de s'engager vers une spécialité), que je voulais m'orienter en laboratoire, certains ont essayé de me convaincre de choisir une spécialité clinique. Ce sont des gens qui ne connaissent pas le milieu de la santé et qui pensent que c'est tout rose, tout beau. Je me souviens notamment d'une lettre que m'avaient envoyé des gens de ma famille élargie pour me convaincre de faire de la clinique et qui me disaient qu'en labo, il devait y avoir « des concours bêtes et méchants » (et l'ECN qu'est-ce que c'est ? – Examen Classant National, qu'on passe à la fin de la 6e année de médecine, qui nous classe, puis selon son classement on peut choisir sa spécialité et la ville dans laquelle on va être interne) ! J'ai tenu ferme et je n'ai pas regretté une seule seconde en 10 ans ! Quand j'ai dit que je voulais faire de la microbiologie (spécialité de laboratoire qui étudie les microbes), un de mes proches qui est médecin dans une autre spécialité m'a dit que la microbiologie n'avait aucun avenir et qu'il valait mieux que je fasse de l'hématologie ou de la neurologie. Oui, je confirme en 2020, la microbiologie c'est obsolète et les épidémies ça n'existe plus ! Encore une fois j'ai tenu bon. Je voulais faire de la virologie, ou, si cela n'était pas possible, alors de la bactériologie. En fait je ne comprends pas que des gens puissent ne pas être fascinés par les virus ! Et c'est encore plus vrai par les temps qui courent. Pour la petite histoire,

des gens de ma famille m'ont dit récemment qu'ils étaient très fiers d'avoir une virologue dans la famille, les mêmes qui, 10 ans plus tôt, m'avaient envoyé une lettre pour me dire de faire une autre spécialité.
Quand j'étais externe, beaucoup de mes camarades de promotion ne comprenaient pas qu'on puisse vouloir faire une spécialité non en contact avec les malades : ils me disaient « pourquoi t'as fait médecine, si t'aimes pas le contact avec les patients ? », mais qu'est-ce que j'en savais, moi, à 16 ans, que ça n'allait pas me plaire ?? Une partie de ceux qui font biologie le font par dépit : pas assez bien classés à l'ECN pour avoir une autre spécialité. Eh bien, moi, j'ai volontairement redoublé ma 6e année de médecine pour pouvoir repasser l'ECN, espérer avoir un meilleur classement et choisir biologie médicale ! Je crois que j'étais même connue dans ma fac comme étant « la fille qui redouble sa D4 pour avoir biologie médicale ».
Alors voilà, après avoir tenu bon face à ceux qui essayaient de m'empêcher de faire de la biologie médicale et fait 4 ans d'internat, me voici devenue biologiste médicale, spécialisée en virologie.

La biologie au quotidien

Nous, les biologistes, nous n'avons pas forcément une très bonne réputation auprès des cliniciens (les cliniciens, ce sont les médecins qui exercent des spécialités au contact des malades, les *vrais* médecins, quoi !). Quand j'étais externe, la biologie médicale avait la réputation d'être une spécialité où c'était la flemmardise. Bon, c'est sûr qu'on prend peut-être moins cher que les cliniciens, mais même hors pandémie, on ne s'ennuie pas ! Pour vérifier que tout fonctionne bien, il y a des contrôles qualité à passer et c'est toute une gestion. Ensuite, il y a les résultats d'examens médicaux à valider, pour les rendre aux cliniciens (c'est le cœur même du métier !), le téléphone à répondre, les problèmes (pannes d'automates, souci d'organisation...) à gérer, l'accréditation, la bibliographie (ça c'est quand on peut), la recherche (là, en pratique, il faut quitter le labo de l'hôpital, sinon on est dérangé tout le temps et impossible de faire de la recherche) et pour certains, l'enseignement.

La biologie médicale, c'est beaucoup plus compliqué que « je mets le tube dans la machine et ladite machine me sort un résultat ».

Beaucoup de spécialités sont très automatisées. Beaucoup de choses se font sur des machines, dont on est donc très dépendants. Le problème, c'est que de temps à autre, les machines tombent en panne (beaucoup plus souvent que votre voiture...). Et le temps que la machine soit réparée, certaines analyses ne peuvent plus être réalisées et cela entraîne un retard de rendu des résultats. Alors quand c'est un retard sur le rendu d'analyses non urgentes, ce n'est pas très gênant mais quand cela concerne des analyses urgentes, c'est un autre problème ! D'ailleurs, certains laboratoires hospitaliers sont équipés d'automates en double : si l'un d'entre eux tombe en panne, on peut tout passer sur l'autre (en espérant qu'il ne tombe pas en panne à son tour avant que le premier n'ait eu le temps d'être réparé – c'est du vécu !).

Il y a aussi les problèmes informatiques. Quand un prélèvement arrive au laboratoire, il est enregistré dans le système informatique du laboratoire (le SIL). On crée un « dossier » dans le logiciel, qui comprend les nom, prénom, date de naissance du patient, le service prescripteur (en gros, est-ce que l'analyse a été demandée par le service de cardiologie ou de réanimation), parfois le nom du médecin qui a demandé l'analyse, la date et l'heure du prélèvement, le type de prélèvement (sang ? urine ? écouvillon dans le nez ?) et les analyses demandées sur ce prélèvement. Chaque dossier a un numéro qui lui est attribué et des imprimantes spéciales nous impriment des étiquettes avec des codes-barres spécifiques qu'on va coller sur les tubes du patient. Quand tout est bien arrangé, le système informatique communique avec les automates et lorsqu'on met un tube dans un automate, celui-ci va lire le code-barres qu'on a collé sur le tube et faire le lien avec le dossier enregistré dans le système informatique pour ce tube et donc savoir quelle(s) analyse(s) il a à faire dessus (par exemple, est-ce qu'il doit faire une sérologie VIH ou bien une sérologie covid ou encore les deux). Une fois que l'automate a réalisé l'analyse, il renvoie le résultat dans le système informatique, dans le dossier du prélèvement. Il y a aussi des techniques qui sont encore très manuelles, où les analyses sont faites à la main, sans automate, et où on rentre le résultat avec le clavier dans l'informatique.

Pour comprendre l'impact d'une panne informatique, imaginez maintenant que la communication ne se fasse plus entre tel ou tel automate et le système informatique du laboratoire : on met un tube dans l'automate, il lit le code-barres mais ne sait pas à quoi cela correspond, ni quoi faire

avec ce tube ; et quand bien même on lui programmerait le tube manuellement et qu'il ferait les analyses, celles-ci ne seraient pas transmises au système informatique et il faudrait encore les y saisir à la main. Alors quand vous avez 2 ou 3 tubes, cela passe, mais quand vous en traitez des centaines par jour, c'est une autre histoire. Autre problème qui peut également arriver : vous pouvez enregistrer vos prélèvements, mais les étiquettes à codes-barres ne sont plus imprimées car la connexion avec les imprimantes ne passe pas. Dans ce cas, vos tubes n'ont pas leur numéro de dossier et ne seront pas reconnus par les automates.
Là c'est juste des petits exemples parmi d'autres, tout cela pour vous dire qu'on a très souvent des problèmes qui font perdre beaucoup de temps.

Ce qui peut arriver aussi, mais moins fréquemment, ce sont les pannes électriques. S'il y a une coupure électrique et que vos machines s'arrêtent de fonctionner, vous allez me dire « après la remise du courant, il suffit de les rallumer et le travail reprend comme si de rien n'était ». Et bien non en fait ! Une microcoupure fait que les automates sont complètement déboussolés, ne savent plus où ils en sont et en général tout ce qui est en cours devient à recommencer depuis le début. Pour les techniques de PCR, on a des machines qu'on appelle des thermocycleurs, dans lesquelles ont met la préparation (je vous passe les détails) – qui est d'ailleurs encore souvent faite à la main – et le thermocycleur va ensuite réaliser des « cycles » d'amplification, qui consistent en des cycles à des températures différentes ; sans cela l'ADN ne peut pas être amplifié. Si une microcoupure survient en plein milieu de votre PCR, votre thermocycleur s'arrête et tout est à recommencer (il faut refaire la préparation et relancer dans le thermocycleur depuis le début). La plupart des automates sont branchés sur ce qu'on appelle des onduleurs, qui peuvent prendre le relais quelques temps en cas de coupure courte et donner du courant à l'automate, mais des microcoupures à répétition peuvent dépasser les capacités des onduleurs. Alors là c'est le moment où les équipes techniques de l'hôpital, avec ces coupures de courant, vont s'occuper des appareils de dialyse en néphrologie et des automates de réanimation. C'est là que vous les appelez en disant « les onduleurs sont en train de se décharger. S'il y a une autre coupure, toutes les PCR covid s'arrêtent » …et vous les voyez arriver rapidement alors que vous n'avez rien dramatisé.

Et puis quand on fait marcher des méthodes de diagnostic, que cela soit manuel ou automatisé, il faut passer des contrôles de qualité. Cela consiste à passer un échantillon dont on connait le contenu et vérifier qu'on trouve bien le résultat attendu. Si on ne tombe pas sur le résultat attendu, cela signifie qu'il y a un problème dans la méthode de mesure et qu'on a donc possiblement de faux résultats pour les échantillons des patients passés dans le même laps de temps. Donc il faut arrêter de passer les échantillons des patients (notre travail c'est aussi de nous assurer que les résultats rendus sont fiables !), trouver d'où vient le problème, le résoudre puis repasser des contrôles de qualité (pour vérifier que le problème est bien résolu) et là, on peut à nouveau passer les échantillons des patients. Et tout cela peut prendre du temps et retarder le rendu des résultats. Même quand les contrôles sont bons, il faut quand même attendre d'en avoir les résultats avant de pouvoir rendre les résultats des prélèvements des patients (c'est pour cela, chers amis cliniciens, qu'il arrive qu'on vous demande d'attendre avant de pouvoir vous rendre un résultat que nous connaissons déjà mais dont on n'a pas encore le résultat contrôlé – à moins que vous préfériez qu'on vous rende des résultats non fiables !).

Un autre problème, en biologie, c'est que le téléphone sonne beaucoup et si vous répondez, pendant ce temps vous ne pouvez pas rendre les résultats des patients. Et l'ironie de l'histoire, c'est que la plupart des appels sont pour avoir des résultats… que vous n'avez pas encore eu le temps de valider car vous étiez occupés à répondre à des appels ! J'ai connu cela en tant qu'interne en bactériologie au cours d'un de mes stages : le matin on doit valider les antibiogrammes (en gros c'est des tests qui disent à quels antibiotiques la bactérie retrouvée chez le patient est sensible ou résistante) mais le téléphone sonne toutes les 5 minutes avec des médecins qui veulent… des résultats d'antibiogrammes ! En période COVID dans les laboratoires de virologie, certains décident de ne plus répondre au téléphone quand ils sont en train de valider une série de résultats : sage décision à mon avis ! D'autant plus que quand le téléphone sonne alors que vous êtes concentré sur un dossier, cela vous dérange, et ensuite vous ne savez plus où vous en êtes et c'est là que vous faites des erreurs !

Bref, la biologie médicale au quotidien, ce n'est pas aussi *cool* que certains le pensent. Alors imaginez un peu les problèmes que je viens de mentionner en pleine pandémie !

Petit prérequis à l'usage des profanes

Avant de vous parler de la pandémie proprement dite, voici un petit prérequis. Je pense que cela aidera à mieux comprendre…

L'ADN et l'ARN

Ce qu'on appelle ADN (pour acide désoxyribonucléique) est une molécule présente chez les êtres vivants et qui comporte de l'information. Que vous soyez une bactérie, un champignon, un ver de terre, une mouche, un géranium, un lapin, un humain ou encore un saule pleureur (ou un saule tout court, si vous préférez cet arbre), vous avez de l'ADN au cœur de chacune de vos cellules. La cellule, c'est l'unité fonctionnelle du vivant, c'est le plus petit organisme vivant possible et c'est microscopique. Certains êtres vivants ne comportent qu'une seule cellule (comme les bactéries ou certains parasites tels que le paludisme) et d'autres sont composés de nombreuses cellules, comme les plantes, les animaux ou bien nous. Ces cellules ont de l'ADN en leur cœur, sur lequel est « écrite » l'information permettant de donner le plan de fabrication de l'être vivant. De l'ADN humain comportera des informations telles que « là, y a une jambe, là y a une main avec 5 doigts, là y a un œil, là y a le cerveau » ou encore « yeux bleus », « cheveux bruns », « groupe sanguin A+ » … De l'ADN de plante comportera des informations du genre « manuel de fabrication de la chlorophylle », « circulation de la sève » … Les informations sont différentes mais l'alphabet est le même.
L'ARN (pour acide ribonucléique) est une molécule présente chez tous les êtres vivants et qui, comme l'ADN, comporte de l'information. Chez les êtres vivants, l'ARN n'est pas la molécule de stockage de l'information par excellence, ce rôle étant réservé à l'ADN.

Les virus sont des êtres un peu à part (cf paragraphe suivant). Ils ont également une molécule comportant de l'information. Certains virus utilisent pour cela de l'ADN et d'autres de l'ARN (histoire de ne pas faire comme tout le monde). La famille des *Coronaviridae* dont je parlerai d'ici peu utilise de l'ARN.

Un virus, c'est quoi ?

Les gens entendent souvent parler de virus, mais aussi de bactéries, de parasites ou encore de microbes. Et j'ai l'impression que quand on n'est pas du métier, et bien c'est du pareil au même, alors que pas du tout !

En fait nous vivons dans un monde où nous sommes entourés d'êtres vivants microscopiques (c'est-à-dire qu'il faut un microscope pour les voir). Quand on laisse de la nourriture trop longtemps quelque part, de la moisissure se développe, et c'est lié à des microbes. Ce qui fait fermenter le jus de raisin, c'est des microbes. Idem pour les fromages. Et ce qui fait qu'un cadavre se putréfie et ne sent pas bon, c'est des microbes. Et notre tube digestif est rempli de microbes, ce qui fait que quand on va aux toilettes il y a des odeurs, bref vous avez compris !

Les bactéries, parasites et champignons sont des êtres composés d'une ou plusieurs cellules. Un virus, lui, est une cellule déficiente. Et cela le met très à part dans la classification du vivant (d'ailleurs certains considèrent qu'un virus n'est pas un être vivant) : il n'est pas capable de se reproduire tout seul et a besoin de rentrer dans une cellule et de la parasiter pour se reproduire. Il pirate la cellule pour qu'elle produise plein de virus comme lui. J'ai coutume de dire aux gens qu'une bactérie nous ressemble plus à nous, humains, qu'elle ne ressemble à un virus. Et il y a plein de virus, de plusieurs types. Certains utilisent plutôt de l'ARN, d'autres plutôt de l'ADN. Certains infectent les cellules du foie, d'autres plutôt les cellules nerveuses, d'autres encore les globules blancs... Certains infectent les humains, d'autres certains types d'oiseaux, d'autres des plantes et d'autres encore des bactéries (oui, des bactéries peuvent attraper des virus et tomber malades). Un virus n'infecte pas quelqu'un pour le rendre malade ou le tuer. Ce n'est pas un « méchant ». Lui, il veut juste trouver des cellules qui lui conviennent pour se multiplier. D'ailleurs c'est même plutôt délétère pour lui de rendre malade son hôte voire de le tuer... Pour la petite histoire nous sommes infectés par de nombreux virus qui ne nous rendent pas malades...et qui sont donc mal connus en médecine humaine. Ceux qui nous rendent malades sont les mieux connus, parce que les plus étudiés.

Les virus ne sont pas très stables sur le plan génétique : ils mutent facilement lorsqu'ils se reproduisent (en piratant une cellule, si vous avez bien suivi ce que j'ai écrit quelques lignes plus haut). Et ils se reproduisent très vite ; une génération, pour un virus, ce n'est pas 25 ans comme chez nous. Donc de nombreux mutants sont produits en peu de temps. Bien que la plupart soient déficients, quelques-uns arrivent à infecter de nouvelles cellules, qu'ils utiliseront pour se reproduire et transmettre leurs mutations à leur « descendance ». Et ces mutations peuvent leur conférer un avantage (plus contagieux, par exemple) qui va faire qu'ils prendront *in fine* le pas sur leurs « ancêtres » non mutés.

Les coronavirus

La maladie dont tout le monde parle s'appelle la « CoViD-19 », de l'anglais « *CoronaVirus Disease*-19 » (littéralement « maladie du coronavirus-19 » – le « 19 » vient du fait que les premiers cas ont été décrits en 2019). Cette maladie est causée par un virus qui s'appelle « SARS-CoV-2 », de l'anglais « *Severe Acute Respiratory Syndrome CoronaVirus*-2 » (« Coronavirus du syndrome respiratoire aigu sévère - 2 » - le « 2 », c'est pour ne pas

confondre avec le 1er SARS-CoV, de 2002, voir paragraphe suivant).
La famille des *Coronaviridae* a été découverte au cours de la 1ère moitié du XXe siècle chez des animaux. Les premiers coronavirus infectant l'Homme ont été isolés dans les années 1960. A l'époque, on a décrit 2 coronavirus (OC43 et 229E) qui font partie des virus hivernaux responsables de rhumes. La famille des *Coronaviridae* a ensuite été peu étudiée. En 2002, des cas groupés de « syndrome respiratoire aigu sévère » en Chine se sont avérés être dus à un coronavirus, ce qui était assez inattendu. Ce virus a été identifié en 2003 et nommé « SARS-CoV ». Son émergence a suscité un regain d'intérêt pour l'étude de la famille des coronavirus. Dans les années suivantes, 2 coronavirus supplémentaires infectant l'Homme ont été décrits (NL63 et HKU1) ; ils donnent des rhumes en hiver. En 2012, nouvelle émergence d'un coronavirus hautement pathogène, cette fois-ci en Arabie Saoudite. Le coupable a été identifié et on l'appelle « MERS-CoV », de l'anglais « *Middle East Respiratory Syndrome CoronaVirus* » (« Coronavirus du syndrome respiratoire du Moyen-Orient »), ce qui portait à 6 le nombre de coronavirus connus infectant l'Homme. Les 4 coronavirus dits « classiques » sont présents sur toute la planète et sont des grands responsables de rhumes. Les 2 coronavirus hautement pathogènes décrits avant 2019 ont donné une épidémie relativement localisée (Asie du Sud-Est et Toronto pour SARS-CoV et Moyen-Orient pour MERS-CoV) ainsi que quelques cas sporadiques d'importation ailleurs dans le monde. Et ça s'est arrêté là, les mesures mises en place ont suffi. SARS-CoV ne circule plus et MERS-CoV est pour le moment cantonné au Moyen-Orient où il n'est pas très contagieux.
SARS-CoV-2 est donc le 7e coronavirus décrit pouvant infecter l'Homme. Sa grande force est probablement d'être

contagieux, de donner très fréquemment des formes asymptomatiques ou peu symptomatiques. Les personnes asymptomatiques sont contagieuses, mais sans qu'elles le sachent. Les personnes peu symptomatiques ont des symptômes qui ressemblent à un rhume, ce qui est banal en février – époque à laquelle le virus s'est répandu – et n'a donc pas attiré l'attention. Les personnes symptomatiques deviennent contagieuses avant l'apparition des symptômes. Donc le virus s'est répandu à bas bruit, sans qu'on le voie et donc sans que l'on puisse identifier les personnes infectées et les isoler. Les formes graves ne sont que la partie émergée de l'*iceberg*.

Les tests de diagnostic

Pendant la pandémie, on a beaucoup entendu parler de « tests PCR ».

Ce qu'on appelle « PCR » (de l'anglais *polymerase chain reaction*) est une méthode inventée dans les années 1980 et qui permet de multiplier des molécules d'ADN (« amplifier » l'ADN, comme on dit). Cette technique a de nombreuses applications, elle peut être utilisée pour amplifier de l'ADN afin de pouvoir le séquencer (pour « lire » ce qu'il y a dessus). Une dérivée de cette technique, la « PCR en temps réel » permet de savoir s'il y a tel ou tel fragment d'ADN (ou d'ARN) dans un prélèvement, voire de le quantifier. La méthode peut être utilisée pour tout ADN : qu'il soit végétal, animal (ou humain), bactérien ou encore viral. En virologie, la PCR est une méthode très utilisée. En effet, contrairement aux bactéries, il est compliqué de faire pousser des virus en culture. Cela nécessite d'avoir des cultures de cellules, c'est long et le virus ne pousse pas à tous les coups. Les virus étant trop petits pour être vus au microscope optique, il faut un microscope électronique, mais c'est une technique compliquée, avec de nombreuses étapes et qui n'est pas

utilisée dans les analyses médicales quotidiennes. Dans ce contexte, les techniques de PCR sont très utilisées en virologie. Elles sont suffisamment simples pour être appliquées au quotidien en laboratoire de virologie médicale et génèrent peu de faux positifs et de faux négatifs en comparaison à beaucoup d'autres techniques. C'est cette méthode qui est utilisée pour la recherche du SARS-CoV-2 dans les prélèvements.
Les tests antigéniques, qui ont également beaucoup fait parler d'eux, consistent en la recherche d'antigènes viraux. Ce qu'on appelle « antigène » est une molécule qui, si elle entre dans un organisme, va générer une réponse immunitaire dirigée contre elle. En pratique les tests antigéniques détectent des protéines virales (contrairement aux techniques de PCR qui détectent l'ADN ou l'ARN).
Enfin les tests sérologiques détectent la présence d'anticorps. Les anticorps sont des protéines produites par le système immunitaire, dirigées contre une partie d'un microbe donné. La présence d'anticorps dirigés contre un microbe particulier signifie qu'on a été infecté par ledit microbe (ou qu'on a été vacciné contre lui le cas échéant). Les tests sérologiques sont très utilisés en diagnostic virologique – le principal exemple est probablement le VIH. La réaction immunitaire prenant du temps lors d'une première rencontre avec un microbe, la présence des anticorps dans le sang n'est pas immédiate après l'infection.

Les gestes barrière

Je termine ce prérequis en expliquant les gestes barrière, car mon observation dans les lieux publics m'a amenée (et pas que moi) à la conclusion que beaucoup de gens n'ont pas bien compris le pourquoi du comment…

Le coronavirus qui nous intéresse est un virus qui se transmet par voie respiratoire. Sa transmission est aérienne/gouttelettes et manuportée.
La transmission aérienne, cela signifie qu'un sujet infecté, même s'il n'est pas (encore) symptomatique, lorsqu'il tousse, parle ou même respire, émet du virus autour de lui. Si des personnes se trouvent près de lui et qu'elles respirent (ce que nous faisons tous), elles risquent d'inhaler du virus, qui va donc se retrouver dans leur nez/bouche/gorge/poumons et elles s'infectent de cette façon. A noter que lorsque l'on se trouve en extérieur, le risque est plus faible (mais il existe quand même !) du fait du renouvellement permanent de l'air. Pour éviter cette transmission, on demande aux gens d'être à au moins 1m – 1m50 (voire plus avec l'émergence des variants plus contagieux) les uns des autres – l'éloignement physique diminue le risque, si l'un d'entre eux est contagieux, qu'il contamine les autres. Ou alors, il faut porter un masque : cela permet de filtrer l'air qui rentre et qui sort. Si vous êtes contagieux, l'air qui sort de votre masque contient beaucoup moins de virus que l'air qui sort de votre nez/bouche. S'il y a du virus autour de vous, avec le masque vous avez un risque plus faible d'inhaler du virus et de vous contaminer que si vous ne portiez pas de masque. Et car les infectés asymptomatiques ou non encore symptomatiques peuvent être contagieux … du coup chacun d'entre nous est potentiellement contagieux et c'est pour cela qu'on demande à tout le monde de porter un masque. J'ajoute qu'un masque porté sous le nez voire replié sous le menton ne sert strictement à rien ! Ce n'est pas pour vous embêter que l'on vous demande de porter votre masque sur le nez et la bouche. Et ne me dites pas « oui, mais ça me gêne pour respirer » : je viens de passer 2 semaines avec des difficultés respiratoires (et croyez-moi, même sans masque

c'est très désagréable) et j'ai quand même gardé mon masque sur le nez et la bouche.
Et quand on enlève son masque pour boire, manger ou fumer, on s'éloigne les uns des autres !
La transmission manuportée (« portée par les mains »), cela signifie que si vous êtes contagieux et que vous vous mouchez ou que vous vous passez la main au niveau du nez ou de la bouche, vous mettez du virus sur vos mains. Si, juste après vous mettez vos mains sur une table, une poignée de porte ou que sais-je, vous y mettez du virus. La personne qui va toucher cette surface après vous va se mettre votre virus sur les mains et il suffit qu'ensuite elle se touche le visage et notamment les muqueuses de celui-ci – yeux, nez, bouche – (ce qu'on fait tous très souvent) sans s'être lavé les mains pour faire rentrer le virus dans son organisme. C'est pour cela qu'il y a maintenant du gel hydro-alcoolique un peu partout et que l'on insiste sur l'hygiène des mains.
Les mains ne servent que de moyen de transport pour le virus, celui-ci ne rentre pas dans l'organisme par la peau des mains, même si vous avez des plaies – je reprécise que je suis en train de parler des virus respiratoires. Et les mains transportent le virus, que vous portiez des gants ou pas. Donc les gants ne vous protègeront pas ! Et ce d'autant plus qu'on se lave moins les mains quand on a des gants. Et à ceux qui disent « oui, mais à l'hôpital ils ont des gants » : et bien sachez (je me suis rendu compte que ce n'était pas évident pour tout le monde) que les soignants changent de gants entre deux patients. Et pour la petite histoire, les soignants mettent des gants pour se protéger d'autres maladies infectieuses, qui, elles, peuvent pénétrer par les petites plaies qu'on a sur la peau.
Et quand on a des gants, c'est un vrai bouillon de culture à l'intérieur (raison pour laquelle on met du gel hydroalcoolique après les avoir enlevés). A noter également

que l'éthanol (et donc le gel hydroalcoolique) rend les gants poreux.
Quand je vais faire mes courses et que la personne à la caisse a des gants, je me retiens de lui demander « depuis combien de temps vous avez cette paire de gants ? Vous l'avez changée depuis le dernier client ? ».
Voilà, maintenant que vous savez ce qu'il faut faire pour ne pas tuer vos grands-parents et comment hâter la baisse du nombre de nouveau cas et donc hâter la réouverture des restaurants, nous allons pouvoir passer à la suite !

La pandémie arrive tout doucement

Courant janvier 2020, nous recevons des courriels de la direction générale de la santé nous signalant des cas groupés de pneumopathies liées à un nouveau coronavirus en Chine, dans la région de Wuhan. Il y avait déjà eu des émergences en Chine, notamment le SRAS en 2003, qui a donné des épidémies localisées et quelques cas sporadiques ailleurs dans le monde, mais rien de plus. Il y a eu quelques autres émergences, mais qui n'ont pas donné de pandémie. Et je me dis que là ça va être pareil : quelques cas sporadiques hors de Chine et rien de plus.

Dans les semaines qui suivent, nous recevons régulièrement d'autres mails d'actualisation : désormais la contamination interhumaine est avérée. Tout médecin amené à soigner un patient revenant de la région de Wuhan et présentant des symptômes compatibles doit se protéger et signaler le cas. Puis l'alerte est remise à niveau et c'est désormais tout patient venant de Chine. Le risque de transmission interhumaine en France est alors considéré comme très faible.

Dans le même temps, la presse grand public en parle. On commence à voir de rares personnes portant un masque dans le métro : probablement de la paranoïa à ce stade !

On en parle entre collègues. Quelques cas sporadiques arrivent sur le sol français, vont bien, sont hospitalisés en chambre d'isolement puis guérissent et sortent d'hospitalisation. On n'en parle presque plus pendant quelque temps. Et puis, peu après, on se met à en reparler : des cas ont été découverts en Italie ! De nombreux cas !

Et puis les premiers cas sont découverts en France, et à partir de là tout s'enchaîne.

Au laboratoire, je crois que cela devait être vers janvier, mes chefs commencent à commander des équipements de protection au cas où on aurait des tests à faire. Mais c'est

un sujet parmi d'autres, ce n'est pas la grosse préoccupation, c'est plus « être prêts au cas où ». Tout prélèvement suspect doit encore être manipulé en laboratoire de sécurité biologique de niveau 3 (on appelle cela le P3). Pour les non-initiés qui lisent ces lignes, les agents pathogènes sont rangés dans 4 classes selon leur dangerosité, leur facilité à se transmettre et l'existence ou non d'un traitement efficace. Les classe 1 sont les moins dangereux, tandis que les classe 4 sont les plus dangereux – dans les classes 1 à 3, on trouve des virus, mais aussi des bactéries, des champignons et des parasites, tandis que dans la classe 4 on ne trouve que des virus. Les laboratoires où on peut manipuler ces agents pathogènes ou en tout cas des prélèvements suspects d'en contenir sont classés de 1 à 4. Dans les laboratoires P1, on rentre en blouse, et on met des gants, on ferme la porte du labo (pour ne pas tout envoyer dans le couloir !) et c'est à peu près tout ; tandis que dans les P4 on rentre en combinaison de cosmonaute. Dans les laboratoires P3 et P4, la pression de l'air est légèrement inférieure à celle de l'extérieur de sorte que, si jamais il y a une brèche, l'air soit aspiré vers l'intérieur du laboratoire et y ramène les microbes. Donc, au début de la pandémie, tout prélèvement suspect devait être manipulé en P3. Tous les laboratoires de virologie n'en ont pas et nous attendions le « déclassement » de ce virus en P2, ce qui signifie que certaines manipulations pourraient être effectuées en P2.
Nous n'étions pas un laboratoire de première ligne pour les pathogènes émergents. On se préparait au cas où. Mais quand la vague arrive, les premières lignes sont débordées et d'autres laboratoires doivent devenir opérationnels, puis tous les laboratoires de virologie. Au fil des semaines, on a vu que l'épidémie se rapprochait et progressait donc les préparatifs étaient de moins en moins « au cas où » et de plus en plus « il faut que nous soyons opérationnels le plus vite possible ».

Courant février 2020, les premiers systèmes d'amorces et sondes (en gros c'est du matériel qui nous permet de cibler ce virus particulier lors des techniques de PCR) sont rendus disponibles. On en commande et on commence à tester cela pour optimiser la technique. Malheureusement, quand on met en place une nouvelle méthode, cela ne marche pas du premier coup ! Il y a toujours des problèmes techniques qui surgissent à chaque coin de couloir, et qu'il faut régler un à un avant de pouvoir être opérationnels ! Et là, cela n'a pas manqué ! Mais on a fini par y arriver. Les chefs recevaient des pressions pour être prêts le plus vite possible ; les maladies infectieuses n'accueilleraient des patients covid + qu'à partir du moment où nous serions prêts à faire des PCR SARS-CoV-2.
Fin février 2020, un vendredi en fin de journée, il y avait une suspicion dans l'hôpital et il fallait envoyer le prélèvement (en triple emballage) dans le laboratoire de virologie d'un autre hôpital qui pratiquait déjà les tests : mes chefs étaient en train de s'en occuper. Et les chefs qui étaient présents ce soir-là stressaient. Nous les jeunes, on sait tous que quand les grands chefs commencent à flipper et à s'occuper eux-mêmes d'un envoi…c'est que ça chauffe. Avec une collègue, on les regardait s'affairer, faire des aller-retours dans le couloir, et on rigolait vaguement (c'est vrai, ça met de l'animation) et une des chefs nous dit « je vous trouve bien détendues, on voit que vous n'avez pas connu le H1N1 ! ». Le lendemain, c'était moi de samedi – le dernier samedi en mode « normal », probablement. Nous n'étions pas encore opérationnels pour les tests covid, mais déjà on me posait des questions dessus ! Les bactériologistes me posaient des questions, y compris sur l'organisation (obligée d'appeler un de mes chefs pour répondre !). Quand je suis allée acheter quelque chose à la cafétéria le midi, le vendeur m'a demandé « il y a des cas

dans l'hôpital ? ». Sachant que les cas qui avaient été suspects étaient finalement négatifs, j'ai répondu que non. Il m'a dit « il faudrait fermer les frontières ! ». Je lui ai répondu que c'était déjà trop tard, il y avait pas mal de cas en France.

La semaine suivante, nous sommes prêts. On commence à avoir des appels de service qui veulent savoir comment envoyer leurs prélèvements, mais pour nous les instructions changent tout le temps ! On a toujours un train de retard quand on répond aux services. Alors régulièrement, avec les collègues, on demande à nos chefs de nous faire un point sur les dernières informations.

Vers la mi-mars ou un peu avant, je ne sais plus, j'arrive un lundi matin et je vois tout le monde qui portait un masque au laboratoire. Le rationnel était que si l'un d'entre nous était atteint sans le savoir, il fallait qu'il évite de contaminer ses collègues et que le plus de personnes possibles restent opérationnelles. J'ai eu un peu de mal à trouver un masque moi-même (c'était le début de la pénurie !) mais finalement j'en ai trouvé un. J'apprendrais par la suite que dans certains hôpitaux, les personnels des laboratoires de virologie n'étaient pas considérés comme prioritaires pour le port du masque (ce contre quoi les professeurs de virologie ont lutté) et que dans un laboratoire de virologie d'un autre hôpital, les deux tiers du personnel ont été infectés juste avant que le port du masque soit imposé. Dans ce laboratoire en question, les quelques personnes en état de travailler ont cessé de faire beaucoup d'analyses pour se concentrer uniquement sur les urgences et les covids et les quelques biologistes encore debout se passaient le téléphone d'astreinte toutes les deux heures tellement c'était épuisant.

Ma 1ère astreinte

Les chefs mettent en place un système d'astreintes covid : une ligne de téléphone spécifique est dédiée et tous les jours l'un d'entre eux prend le téléphone et valide les résultats de PCR covid. Et nous les plus jeunes, nous sommes rapidement inclus dans le roulement de ces journées d'astreinte. Toute l'organisation change tous les jours, alors on sait que pour nos premières astreintes, on ne sera pas formés à l'avance, mais que notre premier jour on sera en binôme avec un des chefs. Ma 1ère astreinte sera le mardi 17 mars 2020. Le téléphone sonne sans cesse. Il faut sans arrêt se renseigner pour savoir quel prélèvement de quel patient a été lancé dans quelle série et vers quelle heure il sortira. Quand je me fais trop engueuler par un clinicien, ma chef me dit « passe-le-moi ! » et elle lui explique les choses... En milieu de journée, un clinicien des urgences m'engueule car un de ses patients est là depuis la veille au soir et le résultat n'est toujours pas disponible ; je perds patience et dis « ça ne se fait pas en 5 minutes ! ». Les cliniciens ne se rendent pas compte du temps que prennent les analyses ! Certaines sont faites en tests rapides, mais à ce stade de l'épidémie, on en est encore aux tests de 1ère génération, qui prennent pas mal d'heures. Au début de la pandémie, on n'avait que des techniques « maison », c'est-à-dire pas des kits commerciaux. C'est beaucoup plus manuel et cela demande beaucoup plus de temps technique. On mettait plusieurs heures pour rendre des résultats. La grippe, c'est un truc de routine, on a déjà des tests commerciaux rapides, alors les cliniciens, notamment aux urgences, ont l'habitude d'avoir un résultat en 1 à 2h. Mais pour le covid, en mars 2020, c'est beaucoup plus long ! Ils ne comprennent pas ! En plus ils ont plein de patients qui s'accumulent sur des brancards en attendant un résultat...

Il m'arrive quelques petites anecdotes au cours de la journée ; *a posteriori* ça fait sourire, mais sur le coup on ne rigole pas. Et les chefs sont stressés, on se fait houspiller à longueur de journée alors qu'on fait de notre mieux ! Dans l'après-midi, les séries de résultats arrivent les unes après les autres. On doit appeler les positifs et il y en a énormément ! En appelant les urgences, on se rend compte qu'ils ne savent plus où donner de la tête, ils ont tellement de patients – et certains sont sortis – que pour certains résultats positifs que je leur communique, ils ne savent plus ce qu'est devenu ce patient. Et certains patients des urgences sont maintenant passés en réanimation.
En fin de journée, il reste encore des séries à rendre tard. Dans ces cas-là, les techniciens partent et les biologistes doivent récupérer les derniers résultats et les rendre. Entre 19h20 environ et 20h20, je profite d'un moment de calme : il y a encore 2 séries qui doivent sortir à partir de 20h20, mais les précédentes sont déjà rendues et le téléphone s'est calmé. Je mange un petit goûter et je prépare le rendu des résultats qui vont sortir en regardant déjà où sont hospitalisés les patients de la liste et si certains d'entre eux sont déjà connus comme étant positifs : c'est toujours ça de gagné pour des résultats qui sortiront positifs et que je devrai appeler. Vers 20h, j'entends des applaudissements qui ont l'air de venir de la rue, je me demande de quoi il s'agit. J'apprendrais les jours suivants que les gens étaient sortis sur leur balcon nous applaudir. Avec mon chef binôme, nous rendons ensuite les derniers résultats, il me montre comment ensuite faire les tableaux de synthèse de la journée et les envoyer (aux médecins de l'hôpital, à l'ARS etc.) et part peu après. Je termine d'envoyer les mails, de ranger les listes papier de résultats, je branche le téléphone d'astreinte dans le bureau de la personne qui est d'astreinte le lendemain, je récupère mes affaires et je pars.

J'ai un trajet à pied à effectuer. Nous sommes le mardi 17 mars 2020, 1er jour effectif du confinement. Il est 21h45 quand je quitte l'hôpital, il fait nuit. Et là, je bascule dans un autre monde. Là où d'habitude il y a du monde dans les rues, des bars et restaurants sont ouverts, il y a du bruit, ce soir-là il n'y a que le silence, tout est fermé, il n'y a quasiment personne dans les rues à part quelques SDF. J'ai l'impression d'être dans une ville en guerre, où tout le monde doit rester cloîtré chez soi.

Ma 2e astreinte

Une dizaine de jours plus tard, je fais ma 2e astreinte covid. Depuis la dernière fois, une boîte a fourni des réactifs de PCR SARS-CoV-2 pour passer sur une machine (que nous avons déjà pour passer les charges virales VIH, hépatites B et C ainsi que les gonocoques et chlamydiae). On peut passer sur cette machine des séries de 94 échantillons en 3 heures, plus un prétraitement dans le P2. C'est plus rapide, cela change la vie et permet d'avoir une cadence plus élevée ! Mais cela reste l'agitation dans le labo. Pour cette 2e astreinte, ma matinée est plutôt calme, ce qui me surprend, mais vu que les 1ers résultats ne sortent de la machine qu'en milieu de journée et que ce jour-là, le numéro des urgences a été bloqué accidentellement sur mon téléphone d'astreinte (donc les urgences n'arrivent pas à nous joindre), c'est plutôt logique. A compter d'aujourd'hui, l'organisation a changé (en fait elle change tout le temps, mais là on se met à finir plus tard) : les techniciens lancent une dernière série vers 21h, puis partent et le biologiste d'astreinte rend cette dernière série vers minuit (donc reste jusqu'à minuit au moins). Des industriels ont mis au point des tests unitaires rapides : ils permettent de donner un résultat en 1h30 environ, mais c'est unitaire et on en a très peu ; le biologiste d'astreinte lance ces tests unitaires, sur demande exprès du clinicien pour des patients chez qui c'est vraiment justifié médicalement, en attendant minuit.

Dans l'après-midi je rends les résultats d'une série après l'autre. Maintenant, après chaque série, on fait des tableaux de synthèse qu'on envoie à toute une liste de destinataires (des médecins de l'hôpital) et on n'appelle plus tous les positifs (notamment aux urgences) car c'est beaucoup trop lourd pour nous et de toute façon ils ont les mails. Et comme après avoir validé une série, il faut encore répondre au

téléphone, passer plein d'appels, et bien pour certains, le temps qu'on appelle, ils ont déjà vu le résultat dans le système informatique de l'hôpital. Et, comme toujours, le téléphone qui sonne sans cesse…pour avoir des résultats qu'on n'a pas le temps de valider car on est occupés à répondre au téléphone !
Bref, la journée continue. Une technicienne nous montre comment lancer des tests unitaires, des fois que je doive en faire ce soir. Ma chef part ensuite et me laisse son numéro de portable au cas où j'aurais un souci. En pratique, on a tous les numéros les uns des autres. Je rends un résultat de test rapide pour un patient des urgences, c'est négatif. Le médecin me demande si cette technique est vraiment aussi sensible que les tests standard et souhaite faire un autre prélèvement et avoir le résultat le soir même ; il est énervé. Ne connaissant cette technique que depuis 1h30, j'ai un doute. Il est 20h donc si le médecin reprélève et amène le prélèvement tout de suite, celui-ci peut passer dans la dernière série (on arrête de prendre les prélèvements à 20h). Je demande donc aux techniciens d'attendre juste le prélèvement de ce patient pour lancer la série. Et une m'engueule en me disant que le test rapide est aussi sensible que les tests standard ! Elle est sur l'activité covid tous les jours, moi je n'y suis que lors de mes astreintes, les autres jours je gère les autres virus (oui oui, les autres virus continuent à circuler, et les patients non covid continuent à avoir leurs maladies habituelles et à avoir besoin de leur suivi habituel) ! Il est un peu plus de 20h et je craque dans les bras d'une autre technicienne. Oui, cela nous arrive de fondre en larmes ! Je suis fatiguée, je suis stressée, cela fait des semaines que je vois mes chefs bosser comme des malades, être stressés et nous on regarde cela, on est à côté et rien que ça c'est hyper stressant. Il y a des tensions dans le labo, les personnes qui gèrent l'activité non covid se sentent mises à l'écart car les autres étant très occupés ne

viennent plus leur parler. Des gens s'énervent ces derniers temps, on est stressés et fatigués. Alors, oui, tout cela sort d'un coup et je pleure. La jeune technicienne est très sympa. Elle comprend. Et moi je sens qu'il faudra très prochainement que j'aille parler de tout cela à ma chef car cette ambiance me pèse, et pas qu'à moi.
La soirée continue. Un peu après 20h le téléphone se calme. Quand j'ai fini de rendre une des séries du jour, et que j'ai envoyé les tableaux, je reçois un texto d'un de mes proches qui travaille dans le même hôpital pour me dire « merci pour tous ces résultats que vous nous rendez pour nos patients, je te souhaite un bon week-end ». Il est 20h45. Je lui réponds que les derniers résultats de la journée seront vers minuit – minuit et demi. Il me dit « tu vas rentrer seule ? Non, je viens te chercher en voiture ! ». La dernière série doit se terminer vers 23h20, je la rends en compagnie de l'interne de garde du laboratoire (qui s'occupe des analyses de bactériologie, biochimie et hématologie d'urgence qui sont faites la nuit). C'est un interne en premier stage, un médecin. Il ne connaît pas la technique de PCR en temps réel, n'a jamais vu de courbe et n'a pas la notion de cycle seuil (notion très utilisée par les techniques de PCR en temps réel) : je lui explique et cela fait bizarre de donner un petit cours improvisé à cette heure-là ! Je rends mes derniers résultats, passe des appels, fais les tableaux de synthèse et vérifie qu'il n'y a pas d'erreur avant de les envoyer (certains sont pour l'ARS, d'autres pour les médecins de l'hôpital) et j'envoie un mail de transmission aux collègues du lendemain et je pars. La personne que je connais vient me chercher en voiture comme convenu (vers 0h40 environ) et, durant le trajet, me remercie à nouveau pour les résultats qu'on arrive à leur rendre rapidement, et qui les aident énormément. Cela fait plaisir d'avoir un peu de reconnaissance !

C'est marrant, mais on finit par développer de petits rituels de fin de garde. Avant de partir, on lave les couverts avec lesquels on a diné (je mange vers 21h30-22h mais je ne lave pas ma vaisselle tout de suite, c'est plus calme quand tout est fini), on range les petits en cas qu'on avait sortis mais qu'on n'a pas mangés… Et à la fin brancher le portable d'astreinte à sa place. Il fait un bip particulier quand on le branche. Bip que j'ai encore facilement dans la tête au moment où j'écris ces lignes et qui dans mon cerveau est resté associé à « il est minuit et demi, il fait nuit et je suis toute seule dans le labo, j'ai eu une grosse journée d'astreinte covid et maintenant je vais rentrer dormir ». Une de mes collègues me dira des semaines après qu'elle aussi a ses petits rituels de fin de garde, notamment aller laver ses couverts !

Le 1er confinement

Pendant ce temps-là, les autorités ont décrété un confinement qui s'applique à partir du mardi 17 mars 2020 (jour de ma 1ère astreinte !) à midi.
Durant cette période, Paris est très calme. En allant au travail je longe un parc et j'entends les oiseaux, tandis que d'habitude ce bruit est masqué par les voitures qui passent. En passant dans la journée on a un peu l'impression d'être dans un village de campagne à l'heure de la sieste, tellement c'est silencieux ! Quand je sors faire mes courses, il y a peu de gens dans les rues et peu de voitures ; cela donne un peu l'impression d'être en dehors du temps. Et cela contraste avec le labo, où l'ambiance est comme d'habitude, voire plus effervescente.

On a rapidement vu l'effet de ce 1er confinement : on était à un peu plus de 50% de positivité des tests fin mars-début avril et ça a chuté assez rapidement, genre pas plus de 1 à 2%. En mai-juin tout positif était un événement. Et les journées d'astreinte se sont bien calmées (en tout cas là où je travaillais) : en mars-avril c'était l'horreur, on n'aurait pas trop été de deux, alors qu'en mai-juin-juillet, un seul suffisait, et on avait même un peu de temps pour gérer d'autres virus, ou avancer sur autre chose ! En juillet on a vu petit à petit réapparaître des positifs. Là où en mai-juin on n'avait pas de positifs tous les jours, à partir de juillet, on avait 3 positifs par jour en moyenne. Cela s'est maintenu pendant l'été. En juillet les médecins des urgences parlaient de « frémissements », ils commençaient à revoir quelques positifs, à en envoyer en réa. Quand je dis « les journées d'astreinte se sont calmées », il ne faut pas non plus oublier qu'on recevait quand même beaucoup de demandes de covid tous les jours : on n'était pas revenus à l'activité d'avant ! Il ne faut pas dérailler non plus. On est dedans depuis février 2020, ça ne s'est pas interrompu ; en fait ce qui a changé c'est qu'on avait des techniques qui permettaient de traiter plus de prélèvements en moins de temps (et à certaines périodes, les réactifs de certaines méthodes, je dis bien de certaines méthodes seulement, n'étaient pas rationnés !), et que probablement les cliniciens s'excitaient un peu moins à nous appeler sans cesse. Et puis à la fin de la première vague, en plus de l'activité covid, l'activité « normale » (les autres virus) a repris. En plus, il y a même eu un rattrapage. Les médecins ont à nouveau pu voir les patients qu'ils suivaient pour d'autres pathologies. Et on a vu exploser des charges virales VIH-hépatites B : les patients étaient rentrés au pays et avec la fermeture des frontières, ils sont restés bloqués et n'ont pas pu se procurer leurs médicaments antiviraux, donc les charges virales ont augmenté. Et comme l'automate mobilisé à fond pour le covid est aussi celui qui fait les charges virales VIH-hépatites B et C, lesdites charges virales sont faites moins souvent, les médecins attendent plus longtemps pour avoir leurs résultats… et encore, ça c'est quand il n'y a pas de tensions d'approvisionnement sur les consommables ! Et puis dans les semaines après la fin du confinement, on a vu plein de primo-infections VIH !

Le « rationnement »

Il y a des pénuries de réactifs et de consommables depuis mars 2020. Des gens m'ont déjà dit « mais il fallait prévoir ! Stocker des réactifs à l'avance en prévision d'une pandémie ! ». Mais en virologie cela ne fonctionne pas comme ça ! Certains réactifs (tampon de lyse, par exemple) et consommables (cônes de pipette) sont communs à plusieurs virus mais d'autres réactifs (indispensables) sont spécifiques d'un virus donné. Et il faut connaître ce virus pour pouvoir les mettre au point et les produire, ce qui ne peut se faire qu'à partir du moment où le virus est là !
En fait il y a tellement de demandes de tests à l'échelon mondial que les fabricants d'automates/réactifs/consommables ont du mal à suivre. C'est comme pour les masques en début de pandémie. Donc quand on passe des commandes (ce qu'on se retrouve à faire souvent vu le nombre de tests qu'on doit faire par jour), on ne les reçoit pas, ou alors en retard et que partiellement (par exemple on commande 10 boîtes, et on n'en reçoit que 3, on ne sait pas si et quand les 7 autres arriveront). Du coup vous savez que sur votre automate vous avez encore de quoi travailler 2 jours et puis après ... on verra si on est approvisionnés d'ici là ou pas ! Les tensions d'approvisionnement sont permanentes chez tous les fournisseurs depuis mars 2020, mais il y a des exacerbations chez tel ou tel fournisseur par moment : par exemple cette semaine vous savez que c'est la méga crise chez le fournisseur A, qui ne peut plus honorer ses commandes, mais la semaine prochaine cela sera le fournisseur B, et celle d'après le fournisseur C. Avec tout cela, vous êtes obligé d'avoir plusieurs fournisseurs : par exemple vous avez 3 techniques possibles, avec chacune leurs avantages et leurs inconvénients et donc différentes indications : tel test est indiqué pour les grosses urgences

médicales, tel test on le réserve plutôt pour les prélèvements du personnel, qui urgent moins… Mais quand il y a une pénurie aiguë chez un fournisseur, vous devez vous rabattre sur les autres méthodes. Et avec toutes les incertitudes de livraison et les « j'ai de quoi bosser jusqu'à demain, et ensuite on verra », vous devez du coup changer de méthode tous les 2 jours, voire chaque jour : « aujourd'hui, les prélèvements qui viennent des urgences, on les passe sur la méthode A, ceux qui viennent de la médecine du travail, on les passe sur la méthode B et les autres sur la méthode C » et le lendemain « bon alors aujourd'hui on n'a quasiment plus de réactifs pour la méthode A et l'automate pour la méthode B vient de tomber en panne donc on passe tout sur la méthode C sauf les prélèvements des urgences où là, les techniciens nous amènent le prélèvement et on juge au cas par cas si on passe sur la méthode A ou sur la méthode C ». C'est insupportable, épuisant et source d'erreurs pour nous, pour les techniciens et pour les agents de tri et de réception des prélèvements.
Pour ce qui est des tests se réalisant par série, il faut rentabiliser. Souvent, si vous ne passez qu'une série partiellement remplie, l'automate dévore les consommables, les contrôles et les réactifs pour une série complète. Donc on évite de lancer des séries à moitié pleines : par exemple c'est 94 prélèvements d'un coup ou rien ! Mais les services cliniques ont la fâcheuse manie de nous envoyer chaque jour un nombre de prélèvements qui n'est égal ni à 94 ni à un multiple de 94. Donc il faut jongler… « Alors là j'ai 121 prélèvements à passer encore aujourd'hui donc… ces 6 là sont moins urgents donc je les passe demain, ces 5 là, il faut que je voie avec le service s'ils peuvent attendre demain et pour les 110 restants, mince ! Je lance une série avec ces 94 là, mais les 16 autres, est-ce que je peux les passer sur la méthode B ? Non, pas tous, on est trop limite en réactifs, on risque de ne pas

pouvoir faire toute la journée de demain si jamais on a des urgences. Donc, je vais en passer 6 sur la méthode B et les 10 autres sur la méthode C. C'est ce que je peux faire de mieux pour ce soir. »
A cela il faut également ajouter le fait que certains automates servent aussi pour d'autres analyses. Les fabricants de réactifs ont, dans certains cas, fabriqué des réactifs SARS-CoV-2 pour des automates qu'on avait déjà et qui servaient déjà pour d'autres virus (pratique, l'automate est déjà rôdé dans le labo et on est déjà formés). Le plus souvent, c'est des automates qu'on utilisait déjà pour les charges virales du VIH, et des virus des hépatites B et C. Mais le souci c'est que quand vous saturez votre automate avec des PCR SARS-CoV-2, vous les passez quand, vos charges virales pour les autres virus ? Parce que pendant ce temps-là les malades des autres maladies continuent à être malades et à avoir besoin de leur suivi. Donc cela prend du retard pour les autres virus, ce qui peut entraîner des problèmes et retards pour la prise en charge des patients non-covid. Régulièrement on a des appels de cliniciens qui nous disent « j'ai demandé une charge virale hépatite B pour ce patient il y a une semaine, je ne l'ai toujours pas et je commence à en avoir vraiment besoin ; quand est-ce que je l'aurai ? ». Et tout cela sans parler des problèmes de rationnement permanent en consommables/réactifs (vous vous souvenez, certains sont communs à différentes analyses) ! Il faut aussi lancer des séries complètes pour les autres virus. Et il y a aussi des urgences pour les autres virus !

Et puis il y a aussi la pénurie mondiale de plastique ! Le plastique est partout dans notre monde et en biologie médicale, de nombreux consommables sont faits en plastique et nous en avons besoin tous les jours, notamment les tubes et les embouts de pipettes, qui sont à usage unique et jetables. Tantôt c'est tel type de tube qui manque, puis cela va mieux quelques semaines plus tard, et là c'est tel type d'embouts de pipettes qui manque et puis cela s'améliore, mais il y a quelques semaines très critiques… Quand un prélèvement arrive au laboratoire, il y a des étapes où ce prélèvement va être transvasé dans un ou plusieurs tubes, et pour cela il faut des tubes et des pipettes avec des embouts à usage unique. Pour faire de la PCR, il faut une première étape d'extraction : en gros on met des réactifs qui vont casser les cellules, les membranes et les protéines, on va enlever tout cela avec des lavages, pour ne garder que les ADN et ARN contenus dans le prélèvement. Puis vient la PCR proprement dite. A chaque fois, il y a des transvasements à faire et cela nécessite des tubes et des embouts de pipettes. Si nous n'avons plus cela, nous ne pouvons plus travailler. La sérologie nécessite également ce matériel. C'est très stressant comme situation ! Et les services continuent d'envoyer plein de prélèvements, et notamment certains à faire en urgence. Nous avons des informations approximatives concernant une possible date de réapprovisionnement, mais finalement nous ne sommes livrés que 2 semaines après ladite date ! Alors comme tous les types d'embouts de pipettes ne viennent pas tous à manquer en même temps, nous pouvons utiliser des pipettes différentes nécessitant des embouts différents, mais cela peut entraîner une moindre précision des volumes prélevés. Pour des analyses ne nécessitant pas une quantification précise (criblage de variants covid, par exemple) cela n'est pas gênant, mais pour certains virus pouvant entraîner des infections graves chez des patients immunodéprimés, nous devons rendre un résultat précis, une quantité précise de virus. En effet, selon la quantité de virus présent chez le patient, le traitement ne sera pas du tout le même.

Petite note d'humour pour terminer ce chapitre : quand on rentre chez nous et qu'on est motivés pour allumer la télé (il faut être motivé pour continuer à se bouffer du covid alors qu'on est rentré chez soi), on apprend aux infos que les pouvoirs publics ont décidé d'augmenter les capacités de tests. Comment ? Avec quels réactifs ? Avec quel personnel ? On n'en sait rien …

Autres problèmes ignorés des non virologues

Pour les tests unitaires rapides, le rationnement est également très strict. J'ai déjà eu peur qu'on ne passe pas la nuit, ou bien qu'on ne termine pas le week-end. Les tests rapides sont réservés pour les urgences médicales : un patient aux urgences nécessitant d'être hospitalisé rapidement et pour lequel il faut savoir s'il passe en secteur covid + ou covid -, si on peut le mettre en chambre seule ou pas, ou bien un patient nécessitant d'être opéré en urgence… Pour les opérations programmées, le prélèvement doit être fait dans les 72h précédant l'admission du patient mais à une époque, beaucoup de laboratoires de ville mettaient plus de 72h à rendre les résultats donc les patients arrivaient pour se faire opérer et les chirurgiens demandaient un test en urgence, mais on est trop courts en nombre de tests disponibles et il risque de ne plus y en avoir pour les cas où c'est vraiment nécessaire !
Une consultation de dépistage ouvre dans certains hôpitaux, où les patients qui vont se faire opérer dans les 3 prochains jours peuvent venir se faire tester, les prélèvements nous sont envoyés et on les rend en général dans la journée ou, au pire, le lendemain matin. Mais certains services de chirurgie ne jouent pas le jeu, ou alors il y a des loupés ! On doit refuser le test rapide et le bloc est décalé. Mais les chirurgiens sont insistants quand ils veulent leur test, ce n'est pas toujours facile de résister ! Je ne sais pas combien cette période de pénurie va durer, probablement encore plusieurs mois. On est en novembre 2020, quand j'écris ces lignes. On en a assez !
En période de vacances, le personnel soignant – alors qu'il y a dans pas mal d'hôpitaux un circuit spécial – se fait prélever « à la sauvage », et ils nous envoient leur prélèvement en se faisant passer pour des patients. Du coup,

on n'arrive pas ensuite à transmettre le résultat en cas de souci, genre « oui bonjour, la gériatrie ? Je vous appelle au sujet du prélèvement de Mme Michu. - Ah, désolé, nous n'avons pas de Mme Michu hospitalisée chez nous… ». Et cela nous fait un afflux de prélèvements à certaines périodes alors qu'on est déjà limite en réactifs et en personnel (surtout en période de vacances, les personnels des laboratoires ont eux aussi le droit de prendre des vacances). Et nous avons beaucoup d'appels « je n'ai pas mon résultat et je dois partir demain matin ». Et ensuite il faut souvent traduire dans d'autres langues ou modifier la conclusion du compte-rendu car les gens qui travaillent dans les aéroports ne sont pas au courant que « indétectable » signifie « négatif » ! C'est sûr qu'en tant que microbiologistes en temps de pandémie, on n'a que cela à faire… Et ils parlent très souvent de « test PCR » sans préciser le virus, personnellement ça m'énerve. Des fois je me dis qu'avec une PCR VIH négative on pourrait prendre l'avion : oui, c'est écrit « PCR » et « négatif », donc c'est bon !

Les variants

Début 2021, j'ai commencé à avoir envie de dire « 2020 n'était que le début ».
On continuait à avoir des pénuries, des automates en panne, on continuait à être dans l'ombre et ignorés, bref, ma 1ère pandémie.
Et là, un phénomène parfaitement naturel s'est produit : les variants. Un virus, cela mute. Comme je vous l'ai expliqué plus haut, c'est beaucoup moins stable génétiquement qu'une cellule humaine. Et un virus se reproduit beaucoup plus vite donc des mutants sont très vite générés, et peuvent avoir un avantage sur leurs « ancêtres ».
En décembre 2020, on a beaucoup entendu parler du variant « anglais » (ou « britannique » ou « UK » ou B.1.1.7, appelez-le comme vous voulez, toujours est-il qu'il s'agit de la Perfide Albion). Ce virus avait des mutations qui le rendaient plus contagieux (notamment la N501Y sur le gène codant la protéine Spike). Au début les autorités ont essayé de le contenir outre-Manche, mais c'est un peu compliqué dans un monde comme le nôtre où les gens voyagent beaucoup…
Nous avons eu des instructions pour commencer à rechercher des variants dans les prélèvements positifs. Cela représente des PCR en plus, avec toujours les mêmes effectifs, le même matériel et… toujours les mêmes pénuries de plastique. Au début, il était proposé de séquencer l'ARN du virus présent dans les prélèvements positifs (si vous vous souvenez, le séquençage, cela signifie « lire » ce qui est écrit dans les gènes). Rapidement il s'est avéré qu'une des méthodes de diagnostic de la covid était impactée par le variant britannique : quand on utilisait cette méthode sur un prélèvement et que celui-ci était positif avec un variant britannique, on observait un signal particulier : sur les 3 PCR effectuées (on recherchait en l'occurrence 3

gènes viraux, une PCR pour chacun), seules 2 étaient positives. Alors de nombreux laboratoires se sont mis à rechercher le variant sur cette méthode, cela allait plus vite que de séquencer. Nous, dans notre laboratoire, on s'est mis à l'utiliser aussi. Et d'emblée, dès la première série que nous avons passée avec cette méthode, nous avons trouvé des variants britanniques. La proportion de variants britanniques a augmenté au fil des semaines et dans le même temps, on a vu des gens qui se sont contaminés pour des contacts qui n'auraient pas suffi à les contaminer quelques mois plus tôt. Alors, oui, l'augmentation de la transmissibilité du variant britannique, on l'a bien vue !
Cette façon de détecter un variant par une méthode de PCR simple et sans avoir besoin de séquencer, on a appelé cela un « criblage » (« screening » pour ceux qui aiment bien mettre des mots en anglais partout). D'autres méthodes de criblage ont été commercialisées pour détecter d'autres types de variants, lorsque ceux-ci ont émergé.
Et rapidement les politiques, la direction nous ont demandé toujours plus de criblages, toujours plus vite… ce qui n'est pas possible ! J'ai assisté de loin à quelques réunions en distanciel avec des grands chefs de la virologie médicale, qui tentaient d'expliquer à des gens du ministère que ce qu'ils nous demandaient n'était pas possible. Mais c'est comme parler à un mur. Bref, les gouvernants flippent avec tous ces variants et nous demandent l'impossible.
Avec le variant britannique, ce qui devait arriver est arrivé : comme il était plus contagieux que le virus de 2020, il s'est répandu, sa fréquence a augmenté. Nous, au laboratoire, nous avons vu sa fréquence augmenter petit à petit au cours du printemps 2021, jusqu'à 90% environ. Comme il était question également, au printemps 2021, des variants « sud-africain » et « brésilien », nous avons criblé les prélèvements dont le virus n'était pas britannique. Le souci avec les sud-africains et brésiliens, c'est qu'ils présentent

une mutation particulière qui fait que l'immunité acquise (que ce soit par l'infection avec le virus de 2020 ou par la vaccination) est moins efficace ; le variant britannique, quant à lui, n'est pas porteur de cette mutation. Quand on a commencé à cribler les non britanniques, au début on avait environ deux tiers de virus de 2020 et un tiers de sud-africain/brésilien. Et puis la proportion de sud-africains/brésiliens a augmenté jusqu'à ce que quasiment tous les non britanniques en soient. Et la proportion de britanniques a commencé à baisser au profit des sud-africains/brésiliens. Logique, quelque part, vu que la proportion de personnes immunisées contre le virus de 2020 et donc aussi le britannique augmentait ; les variants moins sensibles à cette immunité avaient donc un avantage. Au fur et à mesure de l'émergence de nouveaux variants, on nous demande de pouvoir les cribler. Plus facile à dire qu'à faire ! De nouveaux tests de criblage ne se mettent pas au point en un claquement de doigts. Mettre au point une nouvelle méthode signifie avoir le matériel (dans un contexte de pénuries et dans un contexte plus global de restriction de moyens à l'hôpital public), commencer par faire des tests avec des échantillons dont on sait exactement ce qu'ils contiennent ; et quand cela ne fonctionne pas, il faut modifier les conditions de l'expérience (les quantités/concentrations de tel ou tel réactif, les conditions de PCR – températures, nombres de cycles d'amplification…) et tester encore et encore, jusqu'à ce que cela fonctionne. Dans certains laboratoires, il y a déjà une plateforme de séquençage haut débit, ce qui permet de rapidement chercher de nouveaux variants, mais ce n'est pas le cas partout. Certains laboratoires ont un accès limité voire inexistant à ces nouvelles techniques.

Les vaccins

Nous avons commencé à voir fin 2020 les candidats vaccins en cours de mise au point. Il y avait de nombreux types : ADN, ARN, avec vecteur de type adénovirus... Le premier à sortir, fin 2020, a été le Pfizer/BioNTech. La publication princeps a été publiée dans le *New England Journal of Medicine* (pour les profanes qui lisent ces lignes, il s'agit d'un journal médico-scientifique très huppé, c'est ultra la méga classe éternelle d'avoir un article accepté dans ce journal) le 10 décembre 2020, on s'est tous jetés dessus.
Et puis on a vu l'ordre des priorités pour le vaccin... A la faculté de médecine, on nous a enseigné qu'en cas de pandémie, s'il y avait un vaccin, les soignants seraient vaccinés en tout premier : ils sont en première ligne, à risque d'être contaminés et, s'ils sont infectés, ils risquent de contaminer leurs patients. Et surtout, il faut qu'ils restent OPERATIONNELS. Et puis là, en décembre 2020, on nous a dit que les patients d'EHPAD allaient être vaccinés en premier et éventuellement certains soignants âgés, travaillant en EHPAD et à risque. Et c'est ainsi que Mauricette a été vaccinée le 27 décembre 2020 (pour la petite histoire, il me semble que c'était un dimanche). Alors nous, on n'a pas trop compris. On s'est dit « ils pensent qu'il va y avoir des effets secondaires alors ils testent sur les vieux ? » ou bien « c'est politique, ils veulent juste montrer qu'ils réduisent la mortalité – ils veulent des chiffres, quoi ! ». Et début janvier, les soignants de plus de 50 ans ou avec facteurs de risque sont devenus eux aussi prioritaires. Les soignants de moins de 50 ans sans facteurs de risque étaient prévus pour être vaccinés en même temps que la population générale du même âge. Sympa, donc que les soignants de moins de 50 ans ne soient plus opérationnels tout le monde s'en moque en fait ? Cela doit faire deux tiers des soignants ou quelque chose comme cela.

Alors nous, les moins de 50 ans, on a commencé à se demander comment on allait faire pour gruger. Et puis on fulminait ! Pendant ce temps, des soignants se contaminaient et il y a eu des services hospitaliers en France qui étaient vidés de leur personnel !
Dans certains hôpitaux, il y a eu une période en janvier 2021 où il y avait trop de doses par rapport au nombre de personnes venant se faire vacciner. Le vaccin Pfizer/BioNTech doit être conservé à -80°C sur le long terme mais peut être conservé à +4°C quelques jours. Dans les centres de vaccinations hospitaliers, les doses étaient à +4°C et pouvaient être conservées quelques jours seulement. Les médecins chefs de ces centres de vaccination n'avaient le droit de vacciner que des soignants de plus de 50 ans ou avec des comorbidités mais n'avaient pas autant de personnes à vacciner que de doses. Donc s'ils suivaient les instructions, ils risquaient de devoir jeter des doses non utilisées, alors que la France en manquait ! Donc certains ont vacciné des soignants de moins de 50 ans sans comorbidités, quitte à se faire taper sur les doigts par l'APHP. Et de toute façon, certains médecins vaccinateurs avaient appris la même chose que moi à la fac : lors d'une pandémie, on commence par vacciner les soignants, sans condition d'âge ou de comorbidité. Fin janvier 2021, l'ordre des médecins a d'ailleurs publié un communiqué allant dans ce sens : la recrudescence de cas chez les médecins et autres soignants de première ligne pénalisait la prise en charge des patients et ils appelaient à une accélération de la vaccination des soignants de 1ère ligne.

Et puis encore faut-il n'oublier personne de la 1ère ligne. A l'automne 2020 j'ai entendu parler d'une stratégie vaccinale à l'hôpital où les personnels des laboratoires passeraient en 4e sur 5 étapes, ce contre quoi mes chefs s'étaient insurgés en rappelant que quand on manipule les prélèvements des patients, on s'expose à la contamination (quand un patient est infecté par le SARS-CoV-2, ses prélèvements respiratoires grouillent de virus…). Et j'ajouterais (même si vous commencez, chers lecteurs, à en avoir marre que j'insiste là-dessus) que c'est compliqué pour les médecins d'avoir le résultat de leurs prélèvements si nous ne sommes plus opérationnels. Pour illustrer les conséquences de l'absence de résultats covid, voici une petite anecdote : je me souviens d'une panne simultanée de nos deux automates principaux (petit jeu pour les virologues/techniciens en virologie qui me lisent : devinez de quelle marque d'automates il s'agit !) qui avait duré deux jours et…qui avait paralysé les hôpitaux desservis par notre laboratoire !

Les chefs

Au cours de cette période, j'ai vu mes chefs bosser comme des dingues. Déjà en temps normal ils travaillent beaucoup, mais là c'était pire. C'est eux qui se sont coltinés les réunions téléphoniques d'urgence le dimanche à 21h pour mettre en place les premières lignes de la procédure de prise en charge des patients et du traitement des prélèvements.
En temps normal (en temps de paix, quoi) c'est eux qui reçoivent les pressions pour que la recherche avance, pour que tout soit fait au mieux dans le travail quotidien du laboratoire. Mais là, je ne vous raconte pas. Ils ont dû gérer la mise en place en urgence de méthodes diagnostiques sur un virus dont on ne savait pas grand-chose, forcément des tests de 1ère génération, avec des pressions provenant du reste de l'hôpital, de l'ARS etc. Donc cela signifie qu'il faut faire cela en plus des activités habituelles (un chef, par définition, c'est débordé – et pour les cliniciens qui lisent ces lignes, sachez que les chefs biologistes sont débordés tout autant que vos chefs – déjà que nous on galère pour tout faire, alors je n'ose même pas imaginer ce que c'est que d'être chef), ou alors mettre entre parenthèses les activités habituelles – qu'il faudra quand même faire un jour. Cela signifie aussi qu'il faut détacher du personnel technique des activités habituelles pour le mettre sur le covid. Du point de vue managérial, il faut pouvoir gérer tout cela. Il faut gérer les inévitables problèmes tant techniques (si tout marchait du 1er coup, cela se saurait), que logistiques et organisationnels : voir avec les services comment ils pourront nous envoyer les prélèvements, quelle sera notre capacité, voir comment les prélèvements, une fois arrivés au laboratoire, seront traités (il faut un laboratoire de sécurité microbiologique de niveau 2 au moins), qui les amènera depuis la réception jusqu'aux techniciens et tous les combien de temps… Et forcément,

ne pas oublier que si le prélèvement doit être manipulé en P2, certaines étapes techniques ne peuvent pas être faites dans le P2 : donc il faut prévoir d'inactiver le pouvoir infectieux du prélèvement (quelle méthode choisir pour cela ?) avant de le sortir du P2 et de l'acheminer dans une autre pièce.
Et tout cela, les chefs le font sous la pression permanente. « Alors, vous serez prêts quand pour faire les tests de l'hôpital ? »
Et bien sûr, il faut des moyens ! On développe une activité supplémentaire, en plus de l'activité habituelle. Et contrairement à ce qu'aiment croire ceux qui tiennent les cordons de la bourse, on ne peut pas absorber une activité supplémentaire en gardant les mêmes coûts et les mêmes effectifs humains. Donc les chefs doivent aller expliquer aux gestionnaires que pour faire du covid, il faut du matériel et du personnel en plus (bon courage !!).
Et puis les chefs, c'est aussi ceux (en tout cas dans certains hôpitaux) qui, quand ils sont de demi-garde covid, sont là jusqu'à minuit et plus et sont là à 9h le lendemain. Qui vous donnent leur numéro de portable perso en vous disant de les appeler si jamais il y a un souci, y compris après minuit. Qui vous répondent quand vous êtes d'astreinte un soir ou un samedi et que vous posez une question sur le groupe WhatsApp parce que vous avez un problème. Qui vous appellent les samedis, dimanches, jours fériés quand vous êtes d'astreinte covid pour vérifier que tout va bien. Dont, quand vous êtes à l'hôpital tard car vous êtes de covid, vous voyez des mails arriver à 23h20 pour vous parler des dernières recommandations officielles sur telle ou telle analyse.
Par moment, ils vous disent quand même « j'en ai marre, on passe notre temps à régler des problèmes » « même nous on est perdus » « j'en peux plus, je n'arrive à rien faire d'autre que du covid, je ne peux pas avancer sur le reste »

ou encore « je viens d'avoir une réunion téléphonique avec tel directeur de l'APHP, je suis vidée ! C'est épuisant de devoir défendre le matériel pour le laboratoire. J'en ai même pleuré ce matin ! ». Tout simplement des êtres humains, évidemment !

L’état de l’hôpital public – ou quand une pandémie frappe un système de santé déjà à bout de souffle

C’est un fait connu du grand public, l’hôpital manque de moyens. Des politiques ont été menées dans ce sens depuis plusieurs décennies. Ma mère m’a raconté qu’il y a 30 ans déjà, des infirmiers allaient manifester et qu’ils avaient été arrosés par la police. Elle m’a aussi raconté que des infirmières avaient occupé un lieu vers 1988, je ne sais plus lequel mais qu’au bout d’un an, cela n’avait aucun effet et elles avaient lâché l’affaire. Si ces soignants avaient été écoutés à l’époque, nous n’en serions pas là aujourd’hui.
Cela fait des années qu’on manque de moyens, qu’on est en sous-effectif. Les paramédicaux sont sommés de ne pas faire d’heures supplémentaires, mais ils ont une quantité de travail qui va en augmentant ! Quand ils font des heures supplémentaires, cela leur est reproché.
La direction est complètement déconnectée du terrain. Il semble y avoir une philosophie selon laquelle l’hôpital public peut (et doit) être géré comme une entreprise. Des gens qui n’ont jamais travaillé dans le monde de la santé sont nommés directeurs et ont pour objectif (pour ordre ?) de faire des économies. Mais ils sont complètement déconnectés du terrain, donc ensuite on entend que les médecins se plaignent tout le temps et demandent toujours plus d’argent et de moyens. C’est certainement abusif de demander plus de moyens quand les moyens que vous avez à votre disposition ne vous permettent pas de faire votre travail à fond ! On en est arrivés à un stade où pour survivre à l’hôpital, il faut accepter que le travail ne soit fait qu’à peu près, il faut accepter, pour un patient donné, de ne pas faire plus que le strict minimum, alors même qu’on sait qu’on pourrait faire plus, mais c’est impossible ! Si on ne respecte

pas ces règles, c'est le *burn out* assuré ! Et qui dit *burn out* dit nécessité de s'arrêter (ou bien suicide), donc augmentation de la charge de travail des collègues, donc autres épuisements et arrêts maladie par effet domino, donc nécessité pour les cadres de rappeler du personnel en vacances voire en retraite. Et lesdits arrêts maladie ne sont en l'occurrence pas abusifs ! Ce serait même une faute médicale de la part du médecin de ne pas mettre ce soignant en arrêt maladie vu son état.
Et puis quand on manque de moyens, on ne peut pas correctement faire notre métier et il y a des patients qui meurent à cause de cela. Déjà en 2019 on pouvait dire qu'en France des patients mouraient faute de moyens alors qu'ils auraient pu être sauvés. L'infirmier de nuit qui est tout seul pour 26 patients, s'il est déjà avec un patient ne peut pas se rendre compte qu'en même temps un autre patient est tombé de son lit. Le patient qui fait un malaise et appelle l'infirmier, qui est déjà avec plusieurs patients à la fois, doit attendre longtemps et parfois a le temps de mourir avant que l'infirmier puisse venir le voir. On en est arrivés à un stade où des soignants se mettent en grève pour demander, non pas une revalorisation de salaire ou plus de congés, mais plus de moyens pour faire leur boulot !

Et que dire en laboratoire ? Encore une fois les administratifs sont complètement déconnectés. Dans un groupe hospitalier donné, il arrive que l'activité du laboratoire de virologie d'un des hôpitaux doive être transférée vers le laboratoire de virologie d'un autre hôpital du même groupe, qui doit donc absorber l'activité de 2 hôpitaux, soit une activité beaucoup plus importante qu'avant et au bout d'un an… les administratifs demandent au laboratoire qui a récupéré toute l'activité de justifier l'augmentation de ses dépenses ! En hiver, lors de l'épidémie de grippe, il y a une augmentation d'activité

dans les laboratoires de virologie avec tous les tests de grippe. Mais l'épidémie de grippe, parfois est surtout importante en décembre, et parfois plutôt en janvier-février, donc le surplus d'activité n'est pas forcément sur la même année civile…ce que les administratifs demandent ensuite aux laboratoires de justifier. Comme disait une de mes anciennes chefs : « c'est important qu'on aille aux réunions avec les directeurs, car quand ils nous demandent si les tests TP-TCA (examens pour voir si la coagulation sanguine est normale) qu'on fait avant les opérations chirurgicales sont importants – sinon on pourrait les supprimer pour faire des économies – et bien il faut que quelqu'un soit là pour leur expliquer que c'est important ».
Autre situation que j'ai également vue : en fin d'année, quand il y a trop eu de dépenses, toutes les commandes ne sont pas honorées : seulement la moitié des réactifs commandés sont livrés en décembre car les services gérant les commandes ont freiné une partie pour des raisons financières. Donc pour certains examens, vous devez expliquer au clinicien qu'il va falloir attendre janvier pour que l'analyse soit faite...

On nous a un peu laissés tranquilles durant la 1ère vague. Fin 2020, les gestionnaires recommencent à nous demander de justifier nos dépenses… Ça promet. En fait, ils ne sont pas microbiologistes, ni infectiologues, ni épidémiologistes ni aucun métier de cet ordre donc visiblement ils s'imaginent qu'il n'y aura pas d'autres pandémies ! Pourtant la menace d'une nouvelle émergence est permanente. Et avec la mondialisation, la destruction des habitats naturels (qui pousse des animaux à s'aventurer hors de leur niche écologique en emmenant avec eux les pathogènes dont ils sont porteurs) et la fonte des glaces (qui peuvent libérer des paléo-microbes), il y aura d'autres pandémies ! Seront-elles plus meurtrières ? Il y a déjà des virus qui circulent et qui pourraient devenir de vraies bombes à retardement et faire passer SARS-CoV-2 pour une fillette, croyez-moi !

Et puis il faut tout vérifier : que votre salaire a été versé dans son intégralité et que vos gardes et heures supplémentaires ont bien été payées. Il y a énormément d' « oublis ». Il faut très souvent râler (et être persévérant) pour avoir son dû, et dans les temps. C'est à se demander si les gestionnaires n'ont pas une prime selon les économies qu'ils ont faites (sur nos salaires) et s'ils n'ont pas des instructions pour nous arnaquer (en espérant qu'on ne s'en rende pas compte et que cela passe) ! De l'argent disparaît, également : certains services ou laboratoires ont droit à des subventions de la part de l'État pour une activité particulière, cet argent devant être versé à l'hôpital qui doit, lui, le verser au service destinataire. Mais il arrive que cet argent disparaisse après avoir été versé à l'hôpital et n'arrive jamais au service…

Il y a également des iniquités de répartition des moyens : à l'APHP, nombreux sont ceux qui ont travaillé dans un hôpital de Paris *intra-muros* et avant ou après dans un hôpital hors les murs et ils font le même constat : il y a plus de moyens en *intra-muros*. Voire même, les personnels de laboratoires de virologie *intra-muros* et ceux de laboratoires de virologie hors les murs ne travaillent pas dans le même monde. En cette période de pandémie, les *intra-muros* peuvent même être surpris lorsqu'ils entendent parler des arrêts maladie pour épuisement dans les laboratoires hors les murs. Alors, oui, c'est bien pour les hôpitaux parisiens, mais il faudrait aussi penser un peu plus aux hôpitaux qui sont de l'autre côté du périphérique. Déjà que les hôpitaux *intra-muros* manquent cruellement de moyens, alors imaginez hors les murs !

Je termine cette partie par une petite anecdote pour illustrer la déconnexion du terrain des administratifs qui dirigent l'hôpital. Il m'a été rapporté qu'à une réunion de médecins chefs d'unité, une directrice d'hôpital a dit « nous avons d'un côté la gestion du personnel médical, et de l'autre côté la gestion du personnel paramédical/non médical. C'est 2 entités bien distinctes. Mais à vous entendre, c'est curieux, on dirait que vous voyez tout ce monde comme une seule équipe ! ». Apparemment les médecins présents ne savaient pas s'ils devaient rire ou pleurer. Pour cette bureaucrate, il était évident que nous ne travaillons en rien avec les techniciens de laboratoire, que les radiologues ne travaillent aucunement avec les manipulateurs de radiologie et que les cliniciens ne travaillent pas du tout avec les infirmiers et aides-soignants.

Après une bonne journée au labo, le retour parmi le grand public

Quand vous sortez d'une journée de covid, vous avez passé ladite journée à faire de la biologie de guerre, à courir partout, à gérer des problèmes (genre automate en panne), à répondre au téléphone (voire à vous être fait engueuler par des médecins ou à les avoir engueulés vous-même), tout ça à cause de ce « putain de covid » (l'expression n'est pas de moi). Et là, vous sortez pour rentrer chez vous, vous prenez le métro et vous voyez des gens qui portent leur masque sous le nez (ce qui ne sert à rien), voire même carrément replié sous le menton (ce qui ne sert à rien non plus, du coup). Je peux vous dire que vous avez envie de les traîner par la peau des fesses jusqu'à l'hôpital pour qu'ils voient ce qu'il s'y passe à cause de leur stupidité. Non, ce n'est pas juste un truc lointain dont les médias parlent et qu'ils utilisent pour faire peur. C'est réel ! Nous on vit dedans ! On le constate tous les jours depuis des mois et des mois ! Et puis les gens vous disent « je le mets sous le nez parce que je ne le supporte pas ». Pour information la sonde d'intubation c'est plus compliqué à supporter alors qu'est-ce que ça va être ! Et nous soignants ? On est bien obligés de le supporter ! Et pourtant on n'est pas différents ! Et puis certains portent mal leur masque parce que c'est la dictature de l'État, et ils se croient bien plus malins que les autres « nous, on est des rebelles, on n'est pas des moutons ! ». A mon avis c'est plus malin de savoir exactement contre quoi on se rebelle, mais bon, ça n'est que mon humble avis...

Les média

Depuis début 2020, les médias parlent de notre coronavirus adoré à longueur de journée. Donc tout le monde en entend parler à toutes les sauces. Le souci c'est que tout le monde n'est pas spécialisé dans le domaine (à commencer par les journalistes, soit dit en passant). Alors déjà les journalistes ont parlé des tests de diagnostic en disant « tests PCR », au lieu de dire « tests covid », par exemple. Non, il a fallu qu'ils utilisent la méthode (la PCR) pour désigner le test alors forcément les gens (et peut-être certains journalistes eux-mêmes, d'ailleurs) ont pensé que « PCR » signifiait « covid » ou un truc comme cela et nous, on a eu plein d'appels de gens qui voulaient le résultat d'un « test PCR » et nous on demandait « c'est pour quel virus ? ».
Et les médias étaient souvent plus rapidement informés que nous ; à croire qu'ils étaient en permanence en train de lire la littérature scientifique (pendant que nous, on essayait de suivre, alors qu'on était en train de mettre au point des tests et de crouler sous les appels téléphoniques). Tout cela était trop en direct ! Les progrès de la science comprennent des controverses, et au début des études qui sont ou qui peuvent sembler contradictoires. Et puis avec l'expérience, on arrive à des conclusions. Sauf que là, à vouloir faire du sensationnel beaucoup trop vite, ils ont montré des études contradictoires et nous ont discrédités auprès du grand public !
Trop d'informations ont été délivrées à des gens qui n'avaient ni le recul, ni les connaissances, ni l'expérience de terrain pour pouvoir les analyser correctement.
Et quand les techniciens de laboratoire (ceux qui réalisent les analyses) sont « oubliés » du Ségur de la santé et qu'ils se mettent en grève et manifestent…les médias n'en parlent pas ou à peine !

Quand vous ne pouvez plus dire ce que vous faites dans la vie

En période de pandémie (comme en beaucoup d'autres périodes, d'ailleurs), beaucoup de théories circulent sur le virus, sur la maladie, sur la pandémie. « En fait ça a été inventé par untel pour tel but » ou bien « untel est payé par tel laboratoire pharmaceutique et du coup promeut/discrédite tel traitement » ou encore « les tests, c'est n'importe quoi, il y a plein de faux positifs alors qu'en fait le virus n'existe pas » … Si jamais vous avez le malheur de dire quel métier vous faites, on vous pose des questions, même les jours où vous êtes en vacances et où vous n'avez pas envie de parler boulot (déjà qu'on doit supporter notre coronavirus adoré à toutes les sauces dès qu'on allume la télé ou la radio). Et les gens veulent des certitudes ! Ah, c'est sûr qu'on en a, des certitudes, sur un virus tout nouveau qui vient de débarquer !

Et puis la recherche c'est compliqué : il y a des doutes, des interrogations, des études aux résultats contradictoires, des directeurs de recherche qui changent d'avis. Et c'est normal ! Il faut du temps, de l'expérience, beaucoup de travail pour bien connaître un nouveau sujet. Et en temps normal les résultats ne sont donnés au grand public que quand on commence à bien connaître les choses. Mais ça, c'est en temps normal. Là, dès qu'une étude dévoile ses résultats, la presse grand public en parle. Le grand public a tout en direct, les doutes, les contradictions, les tergiversations, les changements d'opinion et beaucoup – qui ne connaissent rien au monde de la recherche – disent qu'on est incompétents. En temps normal j'ai entendu des gens dire « il faudrait exiger des chercheurs qu'ils trouvent », alors là imaginez l'ambiance.

Et puis quand vous dites quel métier vous faites, certains sympathisent et vous demandent comment ça se passe à

l'hôpital, si ça n'est pas trop la pagaille, mais d'autres essaient de vous apprendre votre métier. Alors vous constatez que vos tests ne sont en fait pas fiables, que vous rendez des faux positifs (d'autant plus que le virus n'existe pas et que c'est juste un méga complot pour restreindre les libertés laissant croire aux gens que le virus existe). En même temps on sait que beaucoup de tests ne sont pas fiables à 100% (même s'ils le sont à 99,9) et qu'ils peuvent être pris en défaut dans certains cas, mais cela c'est notre boulot de connaître les limites de nos tests et de demander des analyses de contrôle en cas de doute. D'autant plus quand lesdits tests ont été mis en place en urgence ! Même si, pour ma part, je pense que vu l'urgence, vu les délais dans lesquels tout cela a été mis en place, nos tests sont très bons. On voit qu'on est au XXIe siècle ! Non mais vraiment : les premiers cas sont décrits genre en novembre-décembre 2019, le virus est identifié tout début 2020, séquencé, les premières techniques « maison » sont publiées en février 2020, les premières techniques commerciales sont disponibles courant mars 2020, c'est hyper rapide !!! Clairement !
Alors il y a aussi ceux qui vous expliquent que vos techniques rendent beaucoup de faux positifs car ils croisent avec les autres coronavirus et que ni le fournisseur, ni vous, n'avez pensé à vérifier que lesdits tests ne croisaient pas avec d'autres virus. Bien sûr que si, cela a été vérifié !
Et puis, il y a tous ceux qui vous disent que ce virus a été créé en labo. Pourquoi pas, mais la nature peut aussi faire cela très bien toute seule ! Dans les marchés d'animaux vivants, différentes espèces animales qui, dans le milieu naturel, ne se rencontrent pas, sont mises dans des cages, et les cages posées les unes au-dessus des autres entraînant une grande proximité entre ces espèces. Les *Coronaviridae* circulent chez plusieurs espèces animales (notamment chez

les chauve-souris) et quand il y a rapprochement entre différents animaux +/- humains, le virus peut se transmettre, franchir la barrière d'espèce et s'adapter à son nouvel hôte. Les virus sont des entités qui mutent facilement. On sait que les *Coronaviridae* saisonniers sont passés chez l'Homme à des dates variées et souvent relativement anciennes (par exemple OC43 est probablement passé chez l'Homme à la fin du XIXe siècle, et pourrait même être à l'origine de la pandémie « de grippe » de 1890), et à l'époque il n'y avait pas encore de laboratoires qui auraient été techniquement capables de créer un nouveau virus.

Il y a aussi ceux qui vous expliquent qu'en fait pour fabriquer ce virus, on a trafiqué une bactérie binaire et que Bill Gates, avec son vaccin, va amener une substance qui va activer ladite bactérie binaire. Qu'est-ce que c'est que cette histoire ! Et « je connais quelqu'un qui connaît un gars qui bosse là-dedans, à l'armée, c'est de source sure », alors moi je réponds « je veux bien que vous me mettiez en contact avec lui, qu'on discute entre microbiologistes, parce que là je ne comprends pas trop ce que vous essayez de me dire ». D'ailleurs j'attends toujours de pouvoir discuter avec le gars en question. Et puis pour ce qui est d'un vaccin… Je ne vous raconte même pas ! Alors quand je dis que je vais peut-être me porter volontaire pour un vaccin à l'étude : « non, ne faites pas cela ! Il y a les nanoparticules de Bill Gates dedans, j'ai vu des vidéos très sérieuses là-dessus ! ». Je crois que je sais quand même mieux que beaucoup ce qu'il y a dans un vaccin et comment cela fonctionne. Autant j'accepte des arguments comme « pour ce qui est du vaccin à ADN, je suis sceptique, qu'est-ce qui me dit qu'il n'y aura pas intégration dans mon ADN cellulaire » ou encore « ce vaccin a été développé à la hâte, est-ce qu'on a bien pris le temps de tout vérifier avant de le commercialiser ? », autant les histoires de Bill Gates, ça m'exaspère méchamment.

Il y a quelques années, une amie m'avait envoyé une vidéo trouvée sur internet d'un professeur de médecine (mais d'une spécialité hors microbiologie ou maladies infectieuses) qui expliquait, arguments à l'appui, que le VIH n'existait pas. Mon amie voulait que je lui dise ce que je pensais de la vidéo. Les arguments développés pouvaient être démontés, mais pour certains d'entre eux, il fallait bien connaître le sujet pour cela, en pratique avoir travaillé dedans. Un microbiologiste (virologue, bactériologiste ou myco-parasitologue) ou un infectiologue auraient pu trouver les failles dans les arguments développés par cette vidéo, mais j'ai plus de doutes concernant un biochimiste, un chirurgien, un cardiologue ou un médecin généraliste. Tout simplement parce que les techniques de virologie en laboratoire sont des choses très spécialisées et ne sont pas le boulot de ces derniers ! De même que, bien qu'ayant fait médecine, je ne pourrais pas faire tout un argumentaire pour expliquer qu'on prend mal en charge les valvulopathies (maladies cardiaques) de la femme enceinte ou les mélanomes ! Donc attention, certaines choses circulant sur internet ou autres, ont l'air très vraies et très documentées mais si la personne n'est pas de la spécialité, c'est à prendre avec des pincettes. De même que l'argument « il a fait des études, donc il est intelligent et il sait ce qu'il dit », mais non, désolée, mais être ingénieur en astrophysique ne vous rend pas compétent en bactériologie, de mettre qu'être virologue ne vous rend pas compétent sur l'étude la tectonique des plaques !

Reconnaissance/ingratitude

Certains cliniciens ou directeurs nous ont remerciés pour le travail effectué, pour nos horaires que nous avons étendus, pour les tests que nous avons pu mettre en place rapidement et qui leur ont beaucoup rendu service. C'est important pour nous. Après tant d'énergie dépensée, nous avons besoin que cela soit reconnu et apprécié (comme tout le monde en de pareilles circonstances en fait).
Malheureusement il y a aussi beaucoup d'ingratitude, tant de la part de certains cliniciens que de la part de directeurs. Certaines personnes vous reprochent des délais, des faux positifs, car cela désorganise leur service – comme si les laboratoires de virologie n'étaient pas le service qui a été le plus désorganisé. Et en plus de tout cela, notre profession est oubliée, dans l'ombre. Les médias parlent beaucoup des services cliniques, et c'est une bonne chose, mais on parle beaucoup moins de nous. C'est d'ailleurs pour cela que j'ai souhaité écrire ces pages et témoigner.
Nous sommes considérés par certains comme n'étant pas du personnel à risque car nous ne sommes pas en contact avec les patients covid. Mais c'est nous qui recevons leurs prélèvements et les analysons ! Et dans certains hôpitaux nous devons nous-mêmes aller prélever des patients donc on s'expose.

Bilan

Voilà, on y est, c'est ma 1ère pandémie (et ça n'est pas fini !).
Pendant des mois, on a fait de la biologie de guerre. Je ne sais pas pour mes collègues, mais pour moi je pense que j'ai beaucoup appris. J'ai vu ce qu'était une émergence virale, le travail à faire en urgence, toute la réorganisation à faire très rapidement. J'ai eu sous les yeux ce qu'était le boulot d'un chef dans ce genre de période, et je trouve cela très instructif.
Durant cette période, je suis contente d'avoir été à la place où j'étais. En plein dedans, là où sait ce qu'il se passe et où on a les connaissances pour le comprendre. Et puis en tant que profession non confinable, j'allais au travail, je sortais dans la rue, je voyais mes collègues…et je savais que j'aurais mon salaire complet à la fin du mois.
Je sais que beaucoup de personnes ont souffert au cours de cette période. Moi pas trop. Est-ce parce que je ne suis pas une fêtarde ? Est-ce parce que je n'étais pas confinable ? Est-ce parce que j'étais dedans et n'ai donc pas subi une « perte de sens » ?
Cette pandémie, on l'a sentie passer. Même si on n'était pas dans les services cliniques et que ce n'était pas nous qui voyions les patients mourir, on l'a quand même douloureusement ressentie. On est dedans depuis février 2020. Pour nous, cela ne s'est pas arrêté durant l'été 2020 : même s'il y avait très peu de résultats positifs, on recevait quand même des prélèvements, et il y avait encore des pénuries de réactifs/consommables. Ce virus nous a donné beaucoup de travail en plus, il a fallu développer de nouvelles techniques en urgence, recruter du personnel (qu'il faut former), tout réorganiser et cela tout en gardant le travail sur les virus « habituels ». Certains d'entre nous ont attrapé la covid et ont été non-opérationnels pendant

quelques temps, aggravant encore le sous-effectif. Nous sommes épuisés. Je vois bien trop souvent une partie de nos techniciens en arrêt maladie pour épuisement. Je vois également des collègues tomber malades et la fatigue et le surmenage y jouent probablement un rôle. Je commence à en voir certains en arrêt maladie pour épuisement. Les réunions tournent facilement au pugilat car trop de gens n'en peuvent plus. Combien de temps cela va-t-il encore durer ? Combien de temps allons-nous tenir ? Combien de temps un système qui ne nous donne pas les moyens de bien faire notre travail va-t-il encore durer ? Combien de morts avant que les décideurs comprennent que le système de santé ne peut pas être géré comme une entreprise et que la loi du marché ne peut pas s'y appliquer ? Combien d'autres pandémies ?

Affaire à suivre…

Structures éditoriales du groupe L'Harmattan

L'Harmattan Italie
Via degli Artisti, 15
10124 Torino
harmattan.italia@gmail.com

L'Harmattan Hongrie
Kossuth l. u. 14-16.
1053 Budapest
harmattan@harmattan.hu

L'Harmattan Sénégal
10 VDN en face Mermoz
BP 45034 Dakar-Fann
senharmattan@gmail.com

L'Harmattan Cameroun
TSINGA/FECAFOOT
BP 11486 Yaoundé
inkoukam@gmail.com

L'Harmattan Burkina Faso
Achille Somé – tengnule@hotmail.fr

L'Harmattan Guinée
Almamya, rue KA 028 OKB Agency
BP 3470 Conakry
harmattanguinee@yahoo.fr

L'Harmattan RDC
185, avenue Nyangwe
Commune de Lingwala – Kinshasa
matangilamusadila@yahoo.fr

L'Harmattan Congo
219, avenue Nelson Mandela
BP 2874 Brazzaville
harmattan.congo@yahoo.fr

L'Harmattan Mali
ACI 2000 - Immeuble Mgr Jean Marie Cisse
Bureau 10
BP 145 Bamako-Mali
mali@harmattan.fr

L'Harmattan Togo
Djidjole – Lomé
Maison Amela
face EPP BATOME
ddamela@aol.com

L'Harmattan Côte d'Ivoire
Résidence Karl – Cité des Arts
Abidjan-Cocody
03 BP 1588 Abidjan
espace_harmattan.ci@hotmail.fr

Nos librairies en France

Librairie internationale
16, rue des Écoles
75005 Paris
librairie.internationale@harmattan.fr
01 40 46 79 11
www.librairieharmattan.com

Librairie des savoirs
21, rue des Écoles
75005 Paris
librairie.sh@harmattan.fr
01 46 34 13 71
www.librairieharmattansh.com

Librairie Le Lucernaire
53, rue Notre-Dame-des-Champs
75006 Paris
librairie@lucernaire.fr
01 42 22 67 13

www.ingramcontent.com/pod-product-compliance
Lightning Source LLC
LaVergne TN
LVHW051630071026
849535LV00009BA/3525